A PROVIDENCE DE LA FERME

Docteur **MARTIN**

A LA FOYE-MONJAULT

(Deux-Sèvres)

LIMENTATION & HYGIÈNE

DES ANIMAUX

ÉCONOMIE RURALE & DOMESTIQUE

RODUITS INDISPENSABLES

A TOUT PROPRIÉTAIRE SOUCIEUX DE SES INTÉRÊTS

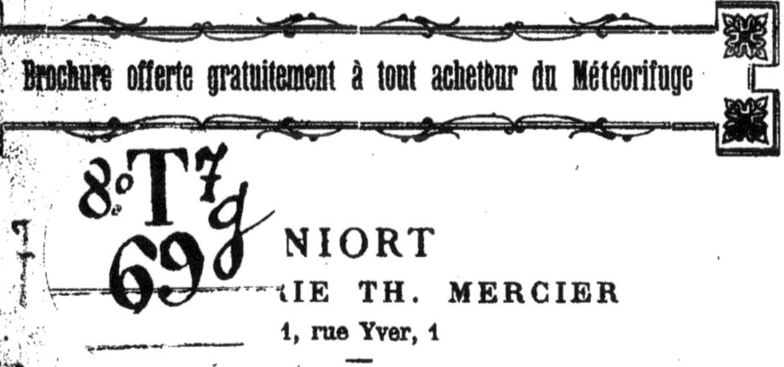

Brochure offerte gratuitement à tout acheteur du Météorifuge

NIORT

IE TH. MERCIER

1, rue Yver, 1

1906

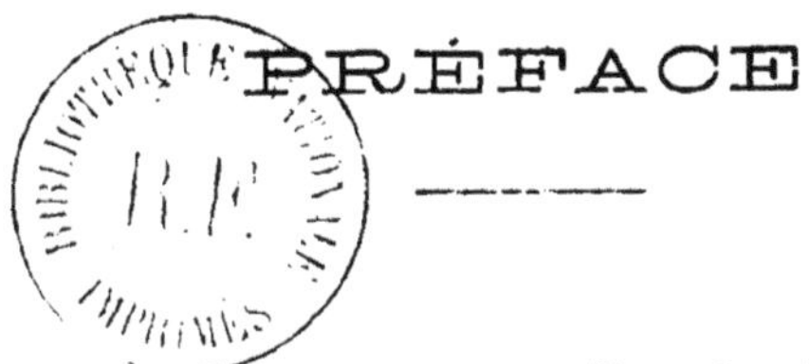

PRÉFACE

Il n'est pas douteux que l'agriculture, base première de tout développement matériel, traverse depuis plusieurs années une crise des plus aiguës, Une exploitation bien combinée peut cependant en atténuer les funestes effets.

Personne n'ignore que le bétail est aujourd'hui l'élément vital par excellence de la ferme ; il faut donc que l'agriculteur obtienne de celui-ci le produit maximum que comportent les exigences économiques actuelles ; il faut qu'il ait une connaissance sommaire de tout ce qui concerne la véritable hygiène de ses indispensables auxiliaires, grands ou petits, et qu'il sache quels sont les premiers soins à leur donner dans les circonstances critiques.

C'est pour ce motif que je me suis efforcé tout d'abord d'attirer son attention sur les traitements à établir en cas d'urgence.

Parmi les affections nombreuses auxquelles sont malheureusement exposés les animaux de la ferme, il en est de terribles par leurs effets : telle la *Météorisation*, fréquemment causée par des trèfles, luzernes, choux, navets, topinambours..... Avec le *Météorifuge-extra*, l'enflure disparaît sûrement au bout de quelques instants ; le remède est infaillible. De même, les poudres engraissante, fortifiante, ovifère, progerminative, etc., sont chacune dans son domaine, d'une remarquable efficacité.

J'ai cru nécessaire, en outre, de mettre à la disposition de ce travailleur de la terre, toujours modeste et infatigable, quelques produits d'une valeur reconnue et d'un usage quotidien en économie rurale et domestique. J'ai voulu, enfin, présenter à la fermière, comme à toute ménagère véritablement soucieuse de ses intérêts, des spécialités nouvelles qui faciliteront beaucoup sa tâche si difficile et si ingrate.

Grâce au concours de nombreux agents, zélés et actifs, je suis assuré d'être arrivé au double but que je m'étais proposé : aider le cultivateur en parant aux éventualités les plus pressantes et lui fournir les moyens de lutter avantageusement contre la concurrence étrangère.

Dr G. MARTIN.

ALIMENTATION ET HYGIÈNE

DES ANIMAUX

MÉTÉORIFUGE-EXTRA

Ce liquide sert à préparer immédiatement des breuvages contre la *météorisation* des ruminants et les *indigestions et coliques gazeuses ou avec surcharge alimentaire* des chevaux et autres animaux domestiques. Suppression du trocart et de ses nombreux inconvénients. Pour 0 fr. 50 environ, on sauve un animal qui représente souvent un capital considérable.

Météorisation. — Le météorisme, appelé aussi tympanique, enflure, gonflement, est dû à la formation et à l'accumulation du gaz dans le tube digestif, plus particulièrement dans l'estomac, des bêtes bovines et ovines. On l'observe quelquefois cependant dans les espèces chevaline, asine et mulassière. Cette affection est toujours grave et peut même amener la mort à très bref délai si des secours rapides et intelligents ne sont pas prodigués.

Causes. — Fourrages verts, facilement fermentescibles, ayant subi sur pied l'action du soleil ou éprouvé un commencement d'échauffement après avoir été coupés, les trèfles, luzernes et sainfoins entre autres. Les feuilles de betteraves ou de vignes, les choux, navets, topinambours, fanes de pommes de terre, les foins avariés, les pâturages humides et couverts de rosée, quand les animaux y sont conduits dès le matin, à jeun, produisent cet accident. L'eau froide prise en grande quantité, les changements de régime, tel que le passage du sec au vert, l'ingestion de plantes nuisibles, renoncules, ciguës, etc., sont aussi susceptibles de l'occasionner.

Symptômes. — Les ruminants atteints de météorisme

retournent des champs avec un développement plus ou moins considérable de l'abdomen ; le gonflement du flanc gauche surtout, côté du rumen, peut prendre des proportions énormes. La maladie survient également à l'étable dans toutes les circonstances propres à la faire éclater, même avec une faible action d'aliments. La tristesse et l'inquiétude se manifestent tout d'abord et la rumination se suspend aussitôt. La tête est tendue, les naseaux sont dilatés, les cornes et les oreilles froides, la respiration devient courte et anxieuse, la bouche écumeuse, la langue pendante. La cage thoracique, qui loge le cœur et les poumons, est violemment comprimée ; sa cavité se rétrécit sans cesse sous la distension exagérée du ventre, et, les fonctions de respiration et de circulation étant de plus en plus gênées, la mort arrive par asphyxie.

Traitement. — Exposer l'animal atteint au grand air et les naseaux au vent, le faire promener au pas, le bouchonner énergiquement, appliquer des douches d'eau froide sur le côté gauche du ventre, s'il s'agit d'un ruminant, et administrer le météorifuge.

MODE D'EMPLOI

Grands ruminants. — Deux cuillerées à bouche de météorifuge et deux cuillerées d'huile à manger quelconque dans un litre de lait ou d'eau, à froid. Après l'avoir agité fortement, faire prendre le breuvage ainsi préparé dans l'espace de 3 à 4 minutes, par gorgées ; si, au bout d'un quart d'heure, le ballonnement persiste, administrer de la même façon une seconde dose moins forte.

Petits ruminants. — Jusqu'à un an, une cuillerée à bouche de météorifuge et une cuillerée d'huile dans un demi-litre de liquide.

Espèces chevaline et mulassière. — Une cuillerée à bouche de météorifuge et trois à quatre cuillerées d'huile dans un litre de lait. Aux jeunes, une demi-dose.

Moutons et chèvres. — Une cuillerée à café de météorifuge et une cuillerée d'huile dans un verre de liquide.

Porcs. — Une ou deux cuillerées à café, suivant l'âge, dans un verre de lait.

Chiens. — Une cuillerée à café dans un verre de lait.

Enfin, le *Météorifuge-extra* rend encore les plus grands services dans les cas suivants :

Non-délivrance des vaches. — Une cuillerée à bouche dans un litre de vin. On agit de la même façon avec toutes les femelles qui mettent bas, quand leurs forces sont déprimées.

Animaux naissants atteints de diarrhées, entérites etc., tels que poulains, veaux, agneaux, porcs. Verser une cuillerée à café de météorifuge et une cuillerée à bouche d'huile dans un demi-verre de lait ; bien mélanger les différents liquides et administrer par petites gorgées. Au besoin, renouveler la dose matin et soir.

Maladies vermineuses. — Administrer, pendant quatre ou cinq jours consécutifs, aux grands animaux une cuillerée à bouche dans un litre de lait, aux petits une demi-dose.

Chorée de porcs ; épilepsie. — Une ou deux cuillerées à café, suivant l'âge, dans un verre de lait.

Animaux de basse-cour (mal dit Gros-Jabot), une cuillerée à bouche dans deux litres d'eau. Changer cette boisson chaque jour.

Piqûres venimeuses des abeilles, guêpes, frelons. *Morsures* des vipères. — Presser la plaie, la faire saigner autant que possible et la laver avec le météorifuge pur, à plusieurs reprises. Dans les cas graves, il faut de plus en faire prendre une dose aux animaux.

Arthrites, gonflement des articulations, rhumatismes, aphtes. — Le météorifuge s'emploie pur, en frictions, sur les parties malades et douloureuses.

NOTA. — Grâce à un procédé spécial, nos flacons sont toujours faciles à déboucher.

Prix......	le flacon.........	**4** fr. » »
	le demi-flacon....	**2** fr. **50**

ZOOPHILE BATTOUE

Farine instantanée pour l'engraissement des animaux

Préparée par A. BATTOUE, pharmacien

La *Zoophile Battoue* donne au bétail qui en consomme pendant quelque temps un *embonpoint rapide*, une *vigueur* et un *appétit* qui subsistent longtemps même après son usage.

Son emploi est très varié. Elle constitue un assaisonnement véritable pour tous les aliments qui laissent à désirer. Elle réveille et stimule les fonctions digestives languissantes et exerce une action remarquable sur le poil, qu'elle rend soyeux et luisant. Elle met toujours un animal en état et doit de préférence s'employer pour le bétail que l'on veut préparer à la vente en peu de temps.

La grande propriété de la Zoophile est surtout de *faire engraisser rapidement* et de rester *inoffensive* à quelque dose que ce soit. Elle est particulièrement recommandée pour les *jeunes animaux* (agneaux, veaux, etc.) qui viennent difficilement et profitent avec trop de lenteur ; elle *les fortifie et les engraisse*. Tous l'acceptent sans répugnance, à quelque race qu'ils appartiennent.

Ses propriétés incontestables sont dues à une combinaison de principes chimiques (fortifiants et excitants d'une grande valeur) qui la mettent bien au-dessus de tous les produits commerciaux (semences ou farines) qui n'ont qu'un but, tromper vendeurs ou acheteurs de bestiaux.

La Zoophile a déjà acquis une grande vogue tant en France qu'à l'étranger et attiré à son inventeur de nombreuses félicitations de la part des propriétaires, qui en ont obtenu les meilleurs résultats.

Les doses sont inscrites sur chaque sac de 1 kil. Avec 1 à 3 kil. pour le gros et 500 gr. à 1 kil. pour le petit bétail, on obtiendra un résultat certain et à des prix défiant toute concurrence.

MODE D'EMPLOI

Gros animaux : 5 à 6 cuillerées à bouche par jour en deux fois.

Petits animaux : 2 à 4 cuillerées à bouche.

Poules, lapins, etc. : 1/2 à 2 cuillerées à café.

Cette farine se donne mélangée à une nourriture quelconque appropriée au genre de l'animal (de préférence son, repasse, grains bouillis, etc.).

Prix du sac de 1 kil. : **2 fr. 50**

RÉNOVATEUR DES BESTIAUX

Le *Rénovateur des bestiaux* est spécialement destiné aux sujets débiles, surmenés, anémiques, convalescents et atteints d'affaiblissement progressif. Il possède des qualités apéritives et digestives remarquables et est en même temps un *aliment complémentaire et tonique*. Il fournit aux animaux auxquels il est chargé de faire un nouveau sang, de créer de nouveaux tissus, des éléments reconstituants indispensables qu'ils ne trouvent pas toujours dans leur alimentation ordinaire *(rachitisme, rhumatisme, goutte, ostéoclastie, etc.)*. Il rétablit enfin en son état normal un corps débilité et amoindri par les maladies. Il s'administre à la dose de 50 gr. par jour pour le gros bétail.

2 kil. sont ordinairement nécessaires pour une vache goutteuse.

MODE D'EMPLOI : DOSES

Ce produit doit toujours être administré dans du son humecté, avant le repas. Pour habituer les animaux à son usage, on peut commencer par des quantités assez faibles et on arrive promptement à donner chaque jour :

Cheval, bœuf, etc. : 50 gr. ou 3 cuillerées à bouche.

Porc : 25 gr. ou 1 cuillerée 1/2.

Mouton, chèvre : 8 à 10 gr. ou 1/2 cuillerée.

La moitié suffit au jeune bétail.

On fait prendre chacune de ces doses en deux fois, une partie le matin et l'autre le soir.

Pour rendre ce produit plus efficace, on pourra également lui adjoindre, à chaque distribution, une cuillerée à bouche de sel ordinaire pour les grands animaux et une demi-cuillerée pour les petits.

Prix de la boîte de 1 kil. : **4** fr.

POUDRE DE GAMBIR

Astringente et antidiarrhéïque

Préparée par A. BATTOUE, pharmacien

Stomachique et astringente, la Poudre de Gambir est excellente pour combattre les *affections diarrhéïques* qui enlèvent chaque année tant de jeunes animaux à la mamelle et ruinent quelquefois les éleveurs.

Le plus ordinairement, la diarrhée survient dans les huit premiers jours qui suivent la naissance ; chez les veaux, elle se montre du 10e au 15e jour.

Prises au début, ces maladies guérissent facilement ; négligées, au contraire, elles déterminent une dyssenterie toujours mortelle. Dès les premiers symptômes, il est nécessaire de mettre le sujet à la diète et de lui administrer cette poudre, qui enraye le mal en très peu de temps et guérit sûrement les diarrhées des veaux, poulains, agneaux, porcelets. Son emploi est facile et sa conservation indéfinie.

MODE D'EMPLOI : DOSES

Pour les veaux, au-dessous de 1 mois : 1/2 cuillerée à bouche matin et soir.

Pour les veaux, au-dessus de 1 mois : 1 cuillerée à bouche matin et soir.

Mettre chaque cuillerée ou demi-cuillerée dans un verre de lait, agiter fortement le mélange et faire absorber de préférence en deux ou trois fois, à une demi-heure d'intervalle. Peut se donner en une seule fois, matin et soir.

Il importe encore de changer la nourriture de la mère et

de tenir les malades chaudement. On peut donner en même temps des breuvages d'eau de riz et des lavements émollients amidonnés.

Prix de la boîte : **2** fr. **50** (franco par la poste)

POUDRE PROGERMINATIVE

Pour préparer et assurer la saillie des vaches

Préparée par L. CHATELAIN, pharmacien

L'agriculture est la source principale du bien-être public et la base de tous les commerces et de toutes les industries. Il faut, par tous les moyens possibles, la rendre prospère et rémunératrice pour l'éleveur. Combien de circonstances malheureuses viennent souvent faire échouer ses espérances et sans qu'il puisse y porter remède. La production du bétail est une industrie consistant à fabriquer des animaux et une fortune pour l'agriculteur ; mais il ne faut pas de déceptions, il faut que les animaux femelles soient fécondés et souvent il n'en est pas ainsi. C'est pour combler cette lacune, qu'après plusieurs années d'expérience, je viens offrir à l'éleveur la *Poudre progerminative*.

Avec elle, pas d'insuccès ; les ovaires sont fécondés et ont toute la force, toute la vitalité pour produire un sujet nouveau qui, créé dans des conditions avantageuses, saura se développer et venir à terme avec toutes les chances de succès. Les expériences nombreuses qui ont été faites sur différents animaux ont toujours donné les meilleurs résultats. J'engage donc les éleveurs à faire chaque fois, avec confiance, usage de cette poudre, ils seront sûrs du succès.

MODE D'EMPLOI

Délayez la poudre dans un litre d'eau ou mieux encore dans moitié eau et moitié vin blanc et faites prendre à l'animal deux heures environ avant la saillie.

Il arrive quelquefois que les animaux femelles ne viennent

pas en humeur. Dans ce cas, il est bon de faire prendre la poudre en 4 fois et en 4 jours.

NOTA. — La *Poudre progerminative* produit les mêmes bons effets sur les animaux de l'espèce chevaline.

Prix de la boite : **2** fr. (franco par la poste)

POUDRE BÉCHIQUE

Personne n'ignore que la toux, surtout chez les chevaux, ànes et mulets, peut devenir le point de départ d'affections graves et souvent incurables, bronchites, emphysème, pousse. Ces maladies diminuent toujours d'une façon considérable la valeur des animaux en rendant trop fatigants pour eux et parfois même tout à fait impossible les travaux qui leur sont réservés. Il est donc indispensable de soigner au plus vite les sujets atteints et de recourir à notre *Poudre béchique*, qui calme infailliblement la toux et adoucit toutes les irritations de la gorge et des bronches.

MODE D'EMPLOI

Aux chevaux, bœufs, vaches, etc., on administre matin et soir un paquet dans du son mouillé.

Prix de la boite : **2** fr. **50**

BAUME RÉPARATEUR

Le meilleur topique pour le pansement des chevaux couronnés

Le *Baume réparateur* est indispensable à toute personne soucieuse de la santé de ses animaux et désireuse d'avoir immédiatement sous la main un remède sûr, en cas de blessures produites par le collier, atteintes, prises de longe, genoux couronnés du cheval et toutes autres plaies.

MODE D'EMPLOI

Après avoir soigneusement nettoyé les parties malades

avec de l'eau fraîche et séché la plaie, on la badigeonne avec un pinceau ou un tampon d'étoupe trempé dans le baume. Renouveler la médication les jours suivants, si par hasard il s'établit un peu de suppuration.

Dans les cas de plaies profondes, recouvrir la partie affectée de compresses de charpie ou d'étoupes imbibées de baume. Faire régulièrement le pansement chaque jour et entretenir la plaie dans la plus grande propreté par des lavages que l'on répète toujours avant d'appliquer une nouvelle couche de baume.

Prix du flacon : **2** fr. **50**

POUDRE STYPTIQUE

Astringente, siccative et anti-putride

Préparée par L. CHATELAIN, pharmacien

La *Poudre styptique*, mise sous un petit volume, est une composition de produits chimiques nouvellement découverts, dont le mélange, préparé intimement et scientifiquement, forme un produit d'une très grande énergie et d'une efficacité certaine. La science médicale, qui n'est pas encore à son degré de perfection, a fait de grands progrès depuis quelques années, et c'est après de nombreuses expériences qu'à été composée la poudre styptique, qui a pour but de guérir certains maux et certaines plaies jusqu'alors incurables.

En suivant les prescriptions indiquées ci-dessous, on obtiendra toujours des effets satisfaisants.

MODE D'EMPLOI

Piétin des moutons, fourchettes échauffées, crevasses. — Mettez la poudre styptique (le contenu du flacon) dans un litre d'eau. D'autre part, nettoyez les parties malades avec de l'eau légèrement salée, asséchez bien les plaies ; vous placerez des compresses imbibées de la liqueur et que vous tiendrez toujours mouillées.

La guérison aura lieu dans deux ou trois jours au plus.

Crapauds du cheval, eaux aux jambes. — Opérez de la

même façon, en mettant la poudre styptique (contenu du flacon) dans un litre de vinaigre blanc au lieu d'eau.

Pour toutes les *Plaies* en général : *Plaies du garot, dartres, contusions, entorses, érysipèles, ulcères, coupures*, ne mettre que *la moitié du flacon* de la poudre dans un litre d'eau et opérer toujours de la même façon.

Prix de la boîte : **2** fr. (franco par la poste)

ONGUENT DE PIED

Cet onguent, de bonne consistance, onctueux, ne coulant pas et brillant, est indispensable pour entretenir la corne en parfait état, pour prévenir et guérir les cercles, seimes, bleimes et refaire le sabot du cheval.

Son emploi rend la corne souple, imperméable à l'humidité, résistante à la fatigue et en favorise beaucoup la croissance.

Toujours composé avec des graisses épurées et rendues irrancissibles, et une quantité suffisante de cire, il possède une consistance assez ferme pour l'empêcher de se ramollir ou de se liquéfier même par les plus fortes chaleurs.

MODE D'EMPLOI

1° *Corne mince, sèche et fendillée.* — On lui rend sa flexibilité et sa résistance : on arrête son dessèchement, cause des dérobures, cercles, seimes, etc., en recouvrant de cette composition, chaque matin, la paroi et la sole.

2° *Entretien de la corne en parfait état.* — Il suffit de frotter journellement le dessus du sabot et, en outre, tous les trois ou quatre jours, en temps de pluie ou de grande sécheresse, d'enduire la sole et la fourchette.

NOTA. — Il est nécessaire de faire les onctions avec une brosse très molle ou un linge vieux et usé.

Prix de la boîte de 500 gr. : **1** fr. **50**

SOLUTION ANTI-ABORTIVE

Contre l'avortement épizootique

L'*avortement épizootique*, assez fréquent chez les vaches et les brebis, se manifeste à partir du troisième ou quatrième mois. Ni l'âge, ni la race ne paraissent avoir d'influence sur cet accident, qui se produit de préférence dans certaines contrées et dans certaines fermes. D'une nature incontestablement contagieuse et virulente, une telle affection peut causer des dommages considérables par sa gravité et surtout sa persistance dans les mêmes étables. Aussi croyons-nous devoir conseiller aux éleveurs de toujours se conformer, dans ce cas, aux prescriptions suivantes :

1° Isoler les vaches pleines et les placer dans un local bien sain, dont on lavera fréqemment le sol avec un mélange de 40 gr. de sulfate de cuivre par litre d'eau. Eviter leur contact avec les autres, ne plus les conduire aux mêmes champs et leur faire un bon pansage de façon à les débarrasser de toutes les impuretés qui souillent le corps. Laver trois ou quatre fois par semaine les organes génitaux avec la *Solution anti-abortive*, en suivant le mode d'emploi inscrit sur chaque flacon.

2° Désinfecter l'étable contaminée, enlever fumiers et litières, retourner le sol, recrépir les murs et les plafonds. Laver et passer au lait de chaux les râteliers et les mangeoires, précédemment utilisés par le bétail, et ne faire occuper l'étable que par les vaches non encore pleines.

MODE D'EMPLOI

Mettre une cuillerée à bouche de la *Solution anti-abortive* dans un litre d'eau et bien opérer le mélange en agitant la bouteille.

Prix du flacon : **3** fr. **25**

LE TRÉSOR DE LA FERME

Remède préventif et curatif des maladies des porcs

Préparé à Notre-Dame d'Aiguebelle

Les nombreux éloges, les attestations de chaque jour, fournis par MM. les maires, vétérinaires, propriétaires éleveurs de porcs, les sociétés d'agriculture, prouvent assez le succès du *Trésor de la Ferme*, préparé par les Pères Trappistes depuis plus de 36 ans, Le monastère d'Aiguebelle possède une vaste porcherie modèle, où les nombreux sujets ont servi et servent actuellement à ces diverses études qui ont eu un si heureux résultat. Là, chaque jour, en temps d'épizootie, on peut se convaincre des effets surprenants et vraiment merveilleux obtenus par les Trappistes sur des sujets très malades amenés de loin pour ce traitement.

Pour mieux spécifier les cas où il convient d'administrer ce remède, nous dirons que les maladies dans lesquelles il a le mieux réussi sont précisément les plus meurtrières, et principalement l'*Angine*, l'*Apoplexie*, le *Typhus*, le *Feu Saint-Antoine*, ou vulgairement *Rouget*, le *Charbon sublingual*. On sait que ces terribles maladies exigent une médication prompte et décisive, car les premiers symptômes sont à peine déclarés, que déjà la mort est proche. Il est rare que la maladie se prolonge au-delà de 3 jours.

Dès le printemps, administrez ce remède comme préventif à tous les porcs adultes et aux jeunes porcelets, aux doses indiquées dans la petite brochure qui accompagne chaque flacon nº 2.

Prix des 2 petits flacons nos 1 et 2 : **2** fr.
(franco par la poste)

POUDRE HÉMARINE

Contre le pissement de sang

L'*hématurie* ou *pissement de sang*, assez rare chez le cheval et le mouton, est surtout fréquente chez les bêtes bovines. Elle s'observe en toutes saisons par l'usage des plantes dures, âcres et irritantes, certaines renoncules, euphorbes, joncs, genêts... Les fourrages altérés, les pailles rouillées, les résidus de fabrique ont encore une influence sur son développement, ainsi que les jeunes pousses des arbres, de pins, de chênes, etc., ce qui lui a valu, dans certaines contrées, le nom de *Mal de brou* ou *des bois*.

Cette affection prend quelquefois une telle gravité qu'elle peut produire la mort en vingt-quatre heures. Les symptômes qui l'accompagnent sont, d'après M. Vial : la suspension de la rumination, la soif, les battements de cœur, la diarrhée, la sensibilité de la région lombaire, la difficulté d'uriner, l'adhérence de la peau. Les malades tombent dans un état de faiblesse extrême et périssent finalement.

MODE D'EMPLOI : DOSES

Grands animaux. — Le matin, une cuillerée à bouche dans un demi-litre d'eau d'orge tiède, que l'on agite quelques instants : le soir, deux cuillerées dans la même quantité de liquide.

Petits animaux. — Moutons, chèvres : une demi-cuillerée matin et soir dans un verre du même liquide.

Surveillance particulière du régime : éviter les aliments moisis ou altérés, souvent cause de la maladie. Ne donner que du foin arrosé avec de l'eau légèrement salée et faire boire dans la journée quatre ou cinq litres de tisane d'orge et de graine de lin.

En même temps, il est parfois nécessaire de frictionner les reins des animaux avec du vinaigre chaud et d'administrer des lavements émollients de mauve, son, etc.

Prix de la boite : **2** fr. **50**

LIQUEUR PHÉNIQUÉE

Servant à préparer instantanément l'eau phéniquée à l'usage des animaux

Personne ne doit plus ignorer, depuis les travaux de Pasteur, que l'air est le véhicule ordinaire d'une quantité innombrable de ferments, de germes morbides, qui se détachent à chaque instant du corps des animaux malades et que en pénétrant dans les tissus par une déchirure quelconque, sont à même d'y pulluler et d'y occasionner des désordres sérieux. A la surface des plaies, sans cesse exposées au contact des poussières de l'atmosphère, des litières, fumiers et harnais, il se forme du pus et parfois des éléments infectieux qui, absorbés, empoisonnent l'économie entière et donnent lieu à l'apparition de symptômes et de lésions graves. Les affections purulentes, septicémiques, gangréneuses et autres altérations n'ont pas d'autre origine.

La science moderne a trouvé un moyen efficace pour combattre ces fâcheux accidents. Depuis plusieurs années, elle a démontré que l'acide phénique était mortel pour les microbes et germes malfaisants, et qu'il trouvait son application dans tous les cas où l'antisepsie et la désinfection sont nécessaires. Comme préservatif, cet agent est employé tant en médecine humaine qu'en médecine vétérinaire ; ses solutions variées servent journellement à nettoyer et à penser les plaies, accidentelles ou opératoires, et produisent toujours une cicatrisation rapide.

C'est pour faire profiter les agriculteurs de cette précieuse découverte que j'ai mis à leur disposition, sous le nom de *Liqueur phéniquée*, une solution concentrée d'acide phénique pur qui leur permettra de préparer eux-mêmes, avec la plus grande facilité, et au moment opportun, une eau phéniquée à l'usage de tous les animaux. Avec celle-ci, ils obtiendront une guérison sûre, prompte et radicale des *déchirures, contusions, coupures, morsures, piqûres et plaies* de toute nature.

MODE D'EMPLOI

Agiter le flacon. Verser une cuillerée à bouche de la liqueur dans un litre d'eau et mélanger parfaitement. Cette eau s'emploie en lotions et en compresses.

Avec un flacon, on prépare 5 à 6 litres d'eau phéniquée.

Prix du flacon : **1** fr. **25**

SAVON HYGIÉNIQUE

Dans l'état normal, il se forme sans cesse à la surface de la peau animale une crasse composée de poussières, de sueurs, de pellicules épidermiques, de poils détachés, etc., constituant une croûte dont il est très important de la débarrasser. En effet, lorsque la peau est soigneusement nettoyée et que ses pores sont tenus ouverts par l'enlèvement des matières qui s'y accumulent, les principes d'élimination s'évaporent avec facilité et les organes internes, de même que le tégument lui-même, fonctionnent dans les meilleures conditions. Le *Savon hygiénique* est indispensable pour donner suffisamment les soins de propreté nécessaires à tous les animaux : chez le cheval et le chien, de préférence, il laisse de la fraîcheur à la peau, du luisant au poil et à tout l'individu un cachet particulier de distinction et de finesse.

En dehors de l'hygiène, ce savon joue un rôle prophylactique et curatif considérable. En débarrassant la peau des malpropretés qui ferment ses pores, en la rendant souple et perméable, il prévient et guérit à leur début les affections si nombreuses de cette membrane, telles que la *gale*, les *dartres* et les *démangeaisons* de toute nature qu'occasionnent les poussières et les crasses. Il trouve son emploi dans le traitement de toutes les maladies cutanées, où il agit, sinon contre la cause morbide, tout au moins en préparant le tégument, en amoindrissant l'épiderme et en permettant ainsi aux matières médicamenteuses d'avoir plus d'efficacité. Comme il est, en outre, légèrement irritant, il *excite les follicules pileux*

2

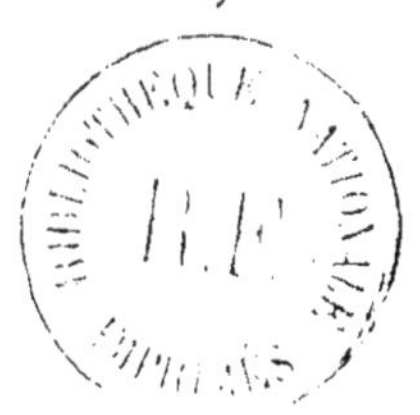

et active la poussée des poils. Enfin, son action résolutive contre les *engorgements des membres*, engorgements tendineux ou articulaires, et contre les *entorses*, est également mise à profit dans un grand nombre de circonstances. Tout propriétaire soucieux de la bonne santé de ses animaux doit donc avoir toujours sous la main le *Savon hygiénique*.

Un seul morceau suffit pour le nettoyage complet d'un cheval.

Prix du morceau : **0** fr. **25**

ANIMAUX DE BASSE-COUR

Le nombre des animaux de basse-cour a pris depuis quelques années un prodigieux accroissement et il est facile de concevoir à quel degré de prospérité pourrait atteindre un élevage rationnel de ces petites espèces domestiques, si l'on examine avec attention les différents produits qu'elles donnent.

Tout le monde aujourd'hui reconnaît et apprécie la valeur des œufs ; substance nutritive par excellence, aliment complet sous un volume réduit, ils doivent entrer pour une part de plus en plus forte dans l'alimentation publique et prendre place à côté du lait. Hors de la cuisine, ils servent au nettoyage de certaines étoffes, au collage des vins et à quelques autres industries. Le commerce des volailles se pratique aussi sur une vaste échelle, tant à Paris que dans tous les centres populeux de la province et de l'étranger, où leur chair est recherchée à cause de sa finesse et de sa facile digestion. Les plumes elles-mêmes sont utilisées de façons multiples et l'agriculteur enfin retire des litières un de ses meilleurs engrais, la colombine, que sa richesse en azote met en parallèle avec le guano du Pérou.

Mais il est juste de reconnaître que la basse-cour nécessite des soins assidus et que ses habitants, comme dans toute agglomération vivante, sont exposés à des influences morbides innombrables. Les jeunes surtout, extrêmement délicats, sont difficiles à élever et les sujets malades, d'une valeur individuelle trop minime pour exiger l'intervention onéreuse d'un vétérinaire, succombent la plupart du temps faute de soins appropriés. C'est un préjudice parfois difficile à réparer. Il faut donc que le propriétaire sache appliquer lui-même les moyens préservatifs et curatifs qu'il peut opposer à l'envahissement des maladies, et j'ai cru rendre un véritable service à la classe laborieuse et économe de la campagne en mettant à sa portée des préceptes généraux et des spécialités hygiéniques qui lui permettront de recueillir avec facilité et presque sans frais des bénéfices certains. Ces spécialités sont au nombre de quatre : la *Nouvelle poudre ovifère*, le *Tonique aviaire*, l'*Anti-épizootique de la basse-cour* et le *Naphto-insecticide*.

NOUVELLE POUDRE OVIFÈRE

Ou poudre à faire pondre

Cette composition tonique et réparatrice, contient des stimulants spéciaux qui exercent sur la grappe ovarienne une action vive et prolongée. Les poules qui en consomment sont douées d'une vitalité surabondante et pondent à peu près régulièrement chaque jour. Même pendant les froids les plus rigoureux, les pontes sont rapprochées et la *production annuelle monte souvent jusqu'à 250 œufs et davantage.*

Par son emploi, on récolte en deux ou trois ans les 700 œufs qu'une bonne pondeuse est susceptible de donner pendant son existence entière. De plus, les pontes provoquées ont surtout lieu dans une saison où les œufs, devenus rares, paient largement ce supplément d'entretien ; la dépense s'élève, pour des volailles qui en reçoivent tous les matins, à la *somme de 7 centimes par mois et par tête.*

Conditions d'une production intensive. — Pour activer

la ponte et se livrer avec succès à une culture intensive des œufs, il suffit de remplir les conditions suivantes :

I. Développer la fécondité par une sélection bien comprise et des croisements judicieux ; n'entretenir que les meilleures pondeuses.

II. Rechercher une production élevée à l'époque où la grappe ovarienne possède sa plus grande puissance fonctionnelle, pendant les trois premières années. Les poules ainsi forcées s'épuisent rapidement ; aussi, vers quatre ans au plus tard, ayant donné tous leurs œufs, doivent-elles être impitoyablement réformées.

III. Eviter le froid et l'humidité par le choix d'un local aéré, exposé au midi, bien garanti des vents du nord, dont le sol friable et perméable sera recouvert en hiver de feuilles mortes très sèches ou de balles de blé et d'avoine. Afin de maintenir une température assez haute, un moyen économique et non moins efficace que les poêles et les calorifères consiste à mélanger ces feuilles avec une couche de fumier long et parfaitement sain.

IV. Outre les nettoyages ordinaires de la basse-cour et du poulailler, on doit, au printemps et à l'automne, *badigeonner* les murs au lait de chaux et laver *abondamment*, soit avec de la lessive bouillante, soit avec de l'eau chaude additionnée de quelques gouttes d'acide phénique, les juchoirs, nids et auges préalablement débarrassés des matières adhérentes. De plus, il convient de se servir de la poudre *Naphto-insecticide* aussi souvent qu'il sera nécessaire.

V. Enfin, il est indispensable d'exercer une surveillance minutieuse sur le régime alimentaire des pondeuses. Elles réclament une eau pure, fraîche, souvent renouvelée et une nourriture spéciale, excitante et variée. Le matin, ont fait une pâtée, soit avec des farines de froment, orge, maïs, gland, soit avec des son, recoupe et pommes de terre cuites. Dans la journée, on distribue du froment, de l'avoine, du sarrazin et des soupes composées avec tous les débris de la cuisine, croûtes, déchets de la viande, herbages cuits ou crus.

Dès le début de la mue, il est essentiel d'administrer chaque jour, au premier repas composé d'aliments cuits et chauds, la *Nouvelle poudre ovifère* : les plumes se renouvellent plus promptement et la ponte, à peine interrompue, se continue l'hiver. Ne pas cesser l'emploi de cette poudre pendant toute la durée du froid et de l'humidité, et y recourir, en quelque saison que ce soit, dès que se manifeste un ralentissement de la fécondité.

MODE D'EMPLOI

Dès le matin, dans une pâtée de farine d'orge, son, recoupe, pommes de terre cuites, etc., on ajoute, *pour 10 poules*, une forte cuillerée à bouche de cette poudre, qu'on a soin de délayer un certain temps de façon à la répartir d'une manière bien uniforme dans la masse entière. L'hiver, cette pâtée est servie *très chaude*. Pendant les froids les plus intenses, il convient même parfois d'offrir dans la soirée un repas semblable à celui du matin. Donner, en outre, dans le jour, des grains, avoine, orge, froment. Les effets de ce régime se manifestent ordinairement au bout de 15 à 20 jours.

Il n'y a rien à redouter pour les poulets, dindons ou autres volailles qui mangeraient de cette poudre.

Prix....	1 kil..................	**3** fr.
	2 kil. 500............	**5**
	5 kil..................	**9**
	10 kil..................	**17**

TONIQUE AVIAIRE

Le *Tonique aviaire* s'administre avec avantage à tous les animaux de la basse-cour : poules, dindons, oies, pintades, canards, pigeons, faisans, paons, lapins. Composé des meilleurs agents apéritifs, toniques et réparateurs, il aide considérablement à la croissance des jeunes, qui sont en quelques jours magnifiques et précoces pour la ponte comme pour l'engraissement. Il favorise, chez toutes les volailles, la période si critique de la mue, *devient indispensable pendant la poussée du rouge des dindons et des pintades*, rend fortes et vigoureuses les petites espèces domestiques en général et prévient ou guérit le plus grand nombre de leurs maladies.

MODE D'EMPLOI

Ce tonique est mélangé aussi intimement que possible à la pâtée alimentaire du matin et parfois à celle du soir.

A chaque repas, on administre la dose suivante :

Une cuillerée à bouche pour *20 grandes volailles* (poules, oies, dindons, canards).

Une demi-cuillerée pour *20 petites volailles* (poulets, dindonneaux, pigeons).

Une cuillerée pour *15 lapins*, dans des pommes de terre cuites, carottes, soupes.

Rouge des dindons. — Matin et soir, ajouter une cuillerée à café à la pâtée de *20 dindonneaux*. Commencer ce traitement 15 jours avant le rouge et le continuer 15 jours après.

Une boite suffit pour traiter 20 dindonneaux.

Prix de la boite : **1** fr. **25** (franco par la poste)

ANTI-ÉPIZOOTIQUE DE LA BASSE-COUR

C'est un spécifique contre les maladies contagieuses de tous les animaux de la basse-cour. Ces maladies se transmettent toujours par un germe d'un sujet à l'autre et ont parfois une marche si rapide qu'elles déciment en quelques jours poulaillers et volières. Il est donc d'une extrême importance de commencer le traitement dès leur apparition. On peut sûrement les éviter et obtenir leur guérison en employant cette merveilleuse composition conformément aux indications données sur chaque boite.

Parmi ces affections si meurtrières, la plus commune et la plus utile à reconnaitre est désignée sous les noms de *choléra des poules, typhus des volailles.* Elle éclate principalement pendant les saisons chaudes et attaque de préférence les bêtes âgées ou grasses ; on l'a vu se transmettre également aux lapins. Sa marche peut être si rapide que le sujet tombe comme foudroyé d'un coup de sang, la crête devient bleuâtre et il s'éteint après de légères secousses convulsives. Le plus généralement sa durée est de plusieurs heures et même de deux ou trois jours. Le volatile est triste, sans forces, chancelant et les plumes hérissées du dos lui donnent la forme d'une boule. Il marche tout d'une pièce, la queue basse, les ailes traînantes et s'accouve dans les coins, à l'abri du vent ou au soleil. Une somnolence invincible l'accable ; quand on le réveille, les paupières se referment bientôt. L'appétit est nul, la soif vive et la diarrhée, souvent dysentérique, faite de matières fétides blanchâtres ou sanguinolentes, salissant les plumes qui entourent l'anus. La température du corps est basse, la crête violacée et la faiblesse augmente graduellement jusqu'à la mort.

MODE D'EMPLOI

Donner deux fois par jour, comme nourriture, une pâtée faite de bonne farine d'orge et de pommes de terre cuites à l'eau, dans laquelle on ajoute l'anti-épizootique. Mélanger de façon à répartir celui-ci le mieux possible dans toute la masse alimentaire, qu'on aura bien soin d'introduire de force dans la gorge des oiseaux trop malades pour manger seuls.

A chaque repas, on administre la dose suivante :

Une cuillerée à bouche pour *20 grandes volailles* (poules, oies, dindons, canards).

Une demi-cuillerée pour *20 petites volailles* (poulets, pigeons, dindonneaux).

Une cuillerée pour *15 lapins*, dans des pommes de terre, carottes, soupes.

Recommandations utiles. — Isoler immédiatement les malades et prendre les précautions nécessaires pour opérer la destruction complète des germes, toujours très résistants et pouvant amener tôt ou tard un retour offensif de l'épizootie. Ces précautions consistent à enfouir profondément les bêtes mortes et leurs déjections, à enlever les fumiers et les litières malsaines, à nettoyer à fond et désinfecter les poulaillers, colombiers et volières.

Pour pratiquer avec efficacité la désinfection, on exerce un ratissage minutieux des parois et de tous les objets mobiliers, puis on lave avec une solution d'acide sulfurique dans la proportion de 2 grammes par litre d'eau les cages, les perchoirs, les auges : on arrose enfin avec ce même liquide le sol et les murs. On peut encore, dans le local hermétiquement clos, faire brûler de la fleur de soufre, à raison de 20 grammes par mètre cube ; au bout de vingt-quatre heures, il faut ouvrir les portes et fenêtres et aérer un jour entier, avant de blanchir au lait de chaux et d'y ramener les animaux.

Traitement préventif. — Ne jamais admettre de volatiles suspects dans la basse-cour. Distribuer la pâtée ci-dessus une ou deux fois par mois pendant toute la durée de l'épizootie.

La boite entière est nécessaire au traitement complet de 20 grandes volailles.

Prix de la boite : **1** fr. **25** (franco par la poste)

NAPHTO-INSECTICIDE

Poudre insecticide naphtolée servant à la destruction des poux, puces, punaises, dermanyses, gamases et autres parasites externes qui attaquent souvent les oiseaux de la basse-cour et se propagent aussi aux grands animaux. Ces insectes se multiplient toujours avec une rapidité prodigieuse et causent parfois des dommages importants. Les fonctions organiques finissent par se troubler, la ponte et l'engraissement s'arrêtent, les volailles s'amaigrissent et peuvent même succomber, si on ne les délivre pas assez tôt de cette vermine dégoûtante.

MODE D'EMPLOI

1° Insuffler la poudre dans le plumage, de préférence sur les parties du corps où les insectes vivent en colonies nombreuses.

2° En répandre sur les perchoirs, dans les nids, les fentes et généralement tous les endroits servant de refuge.

3° Creuser dans la basse-cour un trou de 25 centimètres carrés et le remplir avec un mélange de terre sèche, de cendre et de poudre : les oiseaux s'y roulent à volonté et se débarrassent vite de leur vermine.

Il est bon, avant l'application de la poudre, de gratter à fond et de passer au lait de chaux les bâtons, les perchoirs et les parois du poulailler.

NOTA. — Ce produit débarrasse également les autres animaux des parasites qui les incommodent.

Moyens préventifs. — On prévient presque toujours l'accumulation de la vermine en fournissant aux volailles une habitation saine et une bonne alimentation, et en plaçant dans la basse-cour quelques tas de sable où elles viennent gratter et calmer leurs démangeaisons.

On évite encore la propagation aux grands animaux par le transport des poulaillers et des colombiers loin des écuries ou étables.

Prix... { Boites...... **0** fr. **75** **1** fr. **50**
{ 500 gr................ **4** fr. »»

ÉCONOMIE RURALE & DOMESTIQUE

PRÉSURE OU CAILLE-LAIT

Fabrication économique de tous les fromages

Cette présure, liquide et d'une force de coagulation toujours identique, provient uniquement des caillettes de veau. Pure de tout ingrédient ou germe de fermentation, elle est inaltérable, grâce à un procédé spécial de préparation. Elle élève le rendement en retenant dans le caillé tous les principes nutritifs du lait ; elle assure la promptitude et la régularité des opérations et manipulations diverses nécessaires à la fabricatian des fromages et elle donne en toutes saisons un produit de même qualité, jamais crevassé, fendu, ni attaqué par la vermine.

Un seul flacon peut coaguler 600 litres de lait tiède.

MODE D'EMPLOI

1° Pour 25 litres de lait amené à une température de 30 degrés, ajouter :

Une cuillerée à café pour que la coagulation ait lieu en deux heures.

Deux cuillerées à café pour que la coagulation ait lieu en une heure.

Quatre cuillerées à café pour que la coagulation ait lieu en une demi-heure.

2° Pour un litre de lait tiède :

Quatre gouttes coagulent en deux heures.

Huit gouttes coagulent en une heure.

Seize gouttes coagulent en une demi-heure.

La quantité de présure nécessaire étant placée dans un verre ou une cuiller, on y ajoute huit ou dix fois son volume d'eau et l'on verse le mélange dans le lait préalablement amené à la température voulue, en ayant soin d'agiter celui-ci dans tous les sens, pendant et après l'addition de la présure.

On doit tenir compte qu'il faut plus de présure pour un lait gras que pour un lait maigre et que la coagulation s'opère plus facilement en été qu'en hiver. De là, dans les doses, de légères variations que l'expérience de chaque jour indique bien vite.

Prix du flacon : **1** fr.

EXTRAIT DE PRÉSURE

Liquide possédant les mêmes propriétés que la présure précédente. Sa force de coagulation est quatre fois plus grande, et il s'emploie de préférence sur les grandes quantités de lait.

DOSES

Pour 25 litres de lait amené à une température de 30 degrés, ajouter :

Vingt gouttes pour que la coagulation ait lieu en deux heures.

Quarante gouttes pour que la coagulation ait lieu en une heure.

Quatre-vingts gouttes pour que la coagulation ait lieu en une demi-heure.

On opère de la même façon que pour la présure ordinaire.

Prix du flacon : **1 fr. 20**

COLORANT POUR BEURRE

Extrait végétal, *absolument inoffensif*, n'entrainant à sa suite aucune trace de matière étrangère et donnant aux beurres pâles la magnifique teinte jaune d'or, si recherchée des amateurs. Son emploi est commode, sa conservation indéfinie et son prix trés minime. Pour la valeur d'un centime, on colore plusieurs kilogrammes de beurre.

MODE D'EMPLOI

Ajouter dans la baratte :

Une cuillerée à café pour douze litres de crème ou sept à huit gouttes pour un litre.

Il suffit, quand on a versé la dose voulue dans la crème, d'agiter celle-ci jusqu'à parfait mélange.

Dans l'emploi du colorant pour beurre, il faut tenir compte de diverses circonstances, de l'époque de l'année, de la qualité du lait, de la nourriture donnée aux vaches, du degré de coloration que l'on veut obtenir, etc. De là, dans les doses ci-dessus, des variations que la pratique et l'expérience peuvent seuls indiquer.

Prix du flacon : **1 fr. 60**

NOTA. — Sur une expédition comprenant plusieurs flacons de présure ou de colorant, il est fait une forte remise.

EXTERMINATEURTAUPICIDE-RATICIDE

Les *taupes*, *rats*, *souris*, *mulots*, *surmulots*, etc., ravagent les prairies et les jardins, détruisent les récoltes et font éprouver à l'agriculture des pertes incalculables. Il est essentiel de détruire des animaux si nuisibles, qui croissent avec une rapidité prodigieuse et se multiplient à l'infini. L'exterminateur est toujours *efficace*, *prompt*, *économique* et *facile à employer* sous toutes les formes et avec toutes les substances recherchées des rongeurs.

Ce produit, inaltérable, doit s'employer seul sans addition d'aucune autre poudre, avec les précautions indiquées dans la petite brochure qui accompagne chaque paquet et que nous recommandons de bien lire attentivement. Avec un seul paquet et 250 gr. de beurre, graisse ou suif, soit 0 fr. 50, *on peut préparer soi-même* 300 gr. d'une pâte des plus destructives représentant 6 pots *Mort aux rats* payés partout 3 fr.

Prix du paquet : **0** fr. **50** (franco par la poste)

INSECTICIDE SIMPLE

Poudre spécialement réservée à l'usage des maisons d'habitation et des objets de literie ou d'habillement. Elle détruit radicalement les poux, puces, punaises, cafards, fourmis, etc. ; elle conserve les fourrures, tapis et étoffes de tous genres.

Elle doit s'appliquer à l'aide du soufflet insecticide : c'est le mode d'emploi le plus efficace et en même temps le plus économique.

Prix...			
	Boîtes......	**0** fr. **15**	**0** fr. **25**
	Soufflet...............		**0** fr. **60**

POUDRE DU DIABLE

Avec cette poudre, garantie sans trace de poison et par conséquent sans danger pour les personnes et les animaux domestiques, on obtient la destruction instantanée des mouches dans tous les appartements. Ses propriétés se conservent longtemps, son emploi est facile et son succès absolument certain.

MODE D'EMPLOI

Verser cette poudre dans un plat ou une assiette en ayant soin d'humecter de temps en temps afin que la poudre soit toujours humide.

Si on veut obtenir un effet plus immédiat, répandre une pincée de sucre sur la poudre.

Prix du paquet : **0** fr. **10**

BENZINE RECTIFIÉE

La benzine rectifiée et désodorisée détache, nettoie et remet à neuf tous les vêtements, chapeaux, gants, cravattes, rubans. Elle agit toujours en quelques minutes et *sans laisser la moindre odeur désagréable*.

Elle sert aussi à nettoyer les machines à coudre, les vélos, car elle dissout très vite le cambouis des coussinets, billes, frottements, etc.

MODE D'EMPLOI

Placer l'objet à détacher sur une serviette en plusieurs doubles : imprégner de benzine un tampon de coton que l'on passe à plusieurs reprises sur la tache : renouveler deux ou trois fois cette opération, en ayant soin de changer de tampon.

Prix du flacon : **1** fr.

RENSEIGNEMENTS UTILES

RÈGLES à OBSERVER dans les ÉTABLES

L'Union des Syndicats agricole du Hanovre a fait imprimer sur carton, pour être affichée dans les étables, la notice suivante, dont voici la traduction :

A. *Etable*. — 1° Veillez à ce que l'air soit toujours pur et la température uniforme : 15 à 18 degrés. Ces deux conditions sont indispensables à la santé des animaux. Le froid dans les étables diminue l'efficacité de la nourriture, dont une partie est utilisée exclusivement à la production de la chaleur ; d'autre part, une température trop élevée diminue l'appétit et affaiblit les animaux. Les courants d'air provoquent des refroidissements et des inflammations du pis ;

2° Tenir l'étable propre et débarrassée de toute vermine ; veiller à ce que le purin s'en écoule facilement ; que le pavé et les mangeoires soient propres, et ne pas oublier que, pour se coucher, l'animal doit disposer d'un emplacement suffisant et commode ;

3° L'étable doit être bien éclairée : toutefois, il faut noter qu'une lumière vive ou les rayons du soleil tombant directement dans les yeux des animaux inquiètent ceux-ci.

B. *Soins à donner aux animaux.* — 1° Veiller à ce que les animaux soient toujours propres, en leur donnant une litière suffisante et en les nettoyant régulièrement avec l'étrille ; ce n'est qu'à ce prix qu'ils peuvent rester en bonne santé. Les traiter toujours avec douceur et les ménager pendant le travail : c'est le moyen d'obtenir le maximum d'effort ou de production. Dès qu'il y a possibilité, leur faire prendre régulièrement de l'exercice en plein air ; c'est excellent pour leur santé et indispensable au jeune bétail ;

2° Tous les travaux à exécuter à l'étable : enlèvement du fumier, fourragement, traite, doivent se faire tranquillement et régulièrement aux mêmes heures ; car tout bruit insolite, tout retard dans la distribution des aliments agitent les animaux et nuisent à la parfaite utilisation de la nourriture. Pour assurer cet effet, il est indispensable qu'entre les repas les animaux jouissent du plus grand calme ;

3° Ne pas user de moyens violents envers les animaux malades, et autant que faire se peut, les isoler ;

4° Inscrire la date de la saillie des femelles ;

5° Les personnes atteintes de maladies contagieuses ne doivent jamais être employées dans les étables ni s'occuper des vaches ;

6° Autant que possible écarter des étables les bouchers, les marchands de bétail, par crainte des maladies contagieuses qu'ils peuvent y apporter, surtout lorsqu'il en règne dans la contrée.

LE POULAILLER

L'hygiène joue un rôle capital sur la santé des volailles et, sans elle, la plus riche alimentation ne peut rendre tout ce qu'elle est susceptible de donner. Dans un local convenablement tenu, les œufs et la chair arrivent à une qualité supérieure, les jeunes se développent avec aisance et acquièrent rapidement une forte constitution qui les garantit des maladies, si souvent dues à l'insalubrité et à la négligence. Il n'est donc pas sans importance de résumer brièvement les notions principales concernant la construction et l'entretien du poulailler.

Pour soustraire au froid et à l'humidité des êtres aussi sensibles aux changements de l'atmosphère, le poulailler est placé sur un terrain sec et perméable ; exposé au levant ou au sud, à l'abri des vents, de façon à recevoir longtemps les rayons du soleil ; construit en planche, le bois étant mauvais conducteur du calorique. Les ouvertures sont munies de persiennes destinées à graduer l'aération et la température intérieure, qu'il ne faut ni trop chaude en été ni trop froide en hiver. Les parois ont une surface lisse, sans fentes ni crevasses, refuge habituel de la vermine ; l'aire est faite d'une couche de sable fin et sec pour permettre l'enlèvement facile des fientes et des litières. Le mobilier enfin se compose essentiellement de juchoirs élevés au-dessus du sol et éloignés les uns des autres et de pondoirs garnis d'un peu de paille brisée ou de balles d'avoine fréquemment renouvelées. En résumé, il est nécessaire que ce local soit disposé pour obtenir une aération suffisante, pour faciliter les nettoyages et, en temps d'épizootie, rendre efficaces les désinfections.

CHOIX D'UNE VACHE LAITIÈRE

Il n'est pas sans intérêt d'exposer ici en quelques lignes, d'après les travaux du professeur Cornevin, la conformation typique de la bête laitière.

Elle a la tête légère, les cornes fines, l'encolure peu développée et peu garnie de fanon, mais le bassin ample et les cuisses bien fournies. L'œil, entouré de paupières minces ne reflète pas trop de vivacité, ni surtout de méchanceté ; il dénote, au contraire, un caractère docile. La peau, revêtue de poils fins et doux, reste souple et se détache facilement, sous l'action de la main, des tissus sous-jacents. La ligne dorso-lombaire est longue, droite et large ; les membres, déliés, plutôt courts qu'allongés, sont écartés au possible afin de loger les mamelles à l'aise et de commander à une poitrine large.

Une bonne laitière possède, en outre, un système circulatoire très développé ; en particulier, les deux veines mammaires, qui quittent le pis l'une à droite et l'autre à gauche, sont grosses, très flexueuses et comme variqueuses. Le pis est constitué par des mamelles amples, régulièrement placées et écartées, pendantes sans exagération et parfaitement saines. La peau qui recouvre ces organes lactigènes est aussi fine et souple que possible, facile à plisser entre les doigts, nue ou portant quelques poils très doux, onctueuse au toucher par suite d'une sécrétion grasse.

Enfin, dans la région périnéale existent des poils plus fins et plus doux que ceux du reste du corps, dirigés en sens inverse des autres et dont la rencontre avec ceux-ci forment une sorte de bordure. C'est l'espace ainsi bordé que l'on appelle *écusson* ; chez les animaux qui nous occupent, il est le plus généralement étendu et a des contours réguliers.

Pour la production immédiate du lait, ajoute M. Corvin, il n'y a pas à conseiller l'achat d'une primipare, parce qu'en ce moment le rendement est encore faible et qu'il est difficile de percevoir les signes spéciaux de la bonne laitière. Ce n'est qu'après qu'elle a donné son second veau qu'on fera l'acquisition d'une laitière avec les moindres chances d'erreur. On la conservera, au besoin, jusqu'à son septième vélage, soit vers neuf ans et demi, mais pas au-delà, puisque c'est un capital qui diminue alors continuellement.

LACTATION

Les remarques suivantes concernent plus spécialement la vache, source principale de la production laitière, qui représente chaque année pour la France la somme énorme de *un milliard et demi*. Chez celle-ci, l'alimentation joue un très grand rôle et un régime judicieux élève et prolonge la sécrétion lactée. Pour suffire à son entretien propre et à la formation du lait, elle a besoin d'être abondamment nourrie, la quantité de ce liquide étant constamment en proportion du volume et de la qualité des aliments ingérés. A l'aide de la *Zoophile Battoue*, on peut la suralimenter, c'est-à-dire lui faire absorber le plus possible ; la nourriture est alors promptement et facilement digérée.

Il est essentiel, pendant la durée de la lactation, de nourrir au maximum, de distribuer des aliments aqueux régulièrement et par petites portions, de présenter des boissons chaudes et abondantes, de ne pas négliger le pansage ordinaire. Il y a avantage à traire trois fois et cette opération doit être exécutée complètement et avec une propreté minutieuse ; les dernières parties du lait étant les plus riches en matières grasses, la *traite à fond* augmente considérablement la qualité et la quantité.

ENGRAISSEMENT

Une alimentation intensive, bien dirigée, secondée par quelques soins hygiéniques, tel est le procédé rapide et rémunérateur par excellence. L'alimentation intensive ou suralimentation est celle qui fournit la quantité maxima de matériaux digestibles et utilisables et qui pousse, en conséquence, le plus vite à l'engraissement. Il ne suffit pas toujours que les animaux aient la nourriture à discrétion, il faut chercher à ce qu'ils en consomment le plus possible. Pour atteindre ce résultat, la *Zoophile Battone* est précieuse. Avec ce produit rapide et agréable, lorsque l'estomac est satisfait, les jouissances seules du goût peuvent encore inciter à manger. Provoquant un appétit excessif, il fait absorber un volume alimentaire considérable, qui trouve toujours la dose suffisante de sucs digestifs nécessaires à son imprégnation et qui cède, par suite, à la nutrition la totalité de ses principes assimilables. De plus, avec les qualités toniques et stomachiques qui la distinguent, les indigestions sont moins à redouter, la durée de l'élaboration digestive est beaucoup abrégée, l'estomac est plutôt préparé à recevoir de nouvelles provisions. En un mot, par une meilleure utilisation des aliments, l'engraissement se fait en moins de temps et avec moins de nourriture ; il y a donc une économie fort sensible.

Souvent l'appétit se modifie et diminue à mesure que l'engraissement avance ; un dégoût complet peut survenir et l'on voit tout à coup les animaux délaisser leurs rations. C'est encore là une occasion nouvelle de recourir à la Zoophile. On l'emploiera de même avec profit pour tous les animaux délicats, fatigués, les anciens bœufs de travail, qui n'engraisseront facilement qu'à l'aide d'une excitation continue des organes digestifs.

Il est très important de se conformer aux prescriptions suivantes : procurer aux bêtes à l'engrais une tranquillité absolue ; combiner judicieusement les aliments secs avec les aliments aqueux, de manière à prévenir ou guérir les diarrhées et les constipations qui retardent l'engraissement ; varier la nourriture, la donner par petites portions et souvent ; fournir des boissons abondantes, saupoudrées de farines et de tourteaux pulvérisés : panser régulièrement.

RATIONS

Calculées sur 1,000 kil. de poids vif

I. *Rations d'hiver pour vaches laitières*

1°	Foin de pré	10 kil.
	Foin de trèfle	5 —
	Paille d'avoine	9 —
	Pulpe pressée	15 —
	Tourteau de colza	2 —
2°	Foin de pré	15 —
	Foin de trèfle	3 —
	Menue paille d'avoine	9 —
	Pommes de terre	10 —
	Tourteau de colza	1 —
3°	Foin de trèfle	5 —
	Paille d'avoine	8 —
	Menue paille de blé	6 —
	Pulpe pressée	28 —
	Tourteau de colza	3 —

II. *Rations pour bœufs et vaches à l'engrais*

1°	Foin de trèfle	10 kil.
	Pulpe pressée	30 —
	Mélasse de betteraves	3 —
	Tourteau de colza	2 500
	Maïs égrugé	4 —
	Huile de navette	0 500
2°	Foin de pré	9 —
	Paille d'orge	5 —
	Pommes de terre	30 —

	Tourteau de colza................	2	—
	Graine de colza..................	1	500
	Vesce égrugée....................	3	—
3°	Foin de pré......................	5	—
	Paille d'avoine..................	8	—
	Pulpe de pommes de terre.......	12	500
	Tourteau de colza...............	1	500
	Maïs égrugé......................	7	—
4°	Foin de pré......................	6	
	Paille d'avoine..................	7	—
	Betteraves.......................	55	—
	Tourteau de colza...............	5	—
	Graine de lin....................	1	—
	Orge égrugée.....................	3	—
5°	Regain...........................	8	—
	Paille d'orge....................	2	—
	Pulpe pressée....................	42	—
	Tourteau de colza...............	5	—
	Graine de lin....................	1	—

III. *Rations pour moutons à l'engrais*

1°	Regain...........................	6	kil.
	Foin de trèfle...................	4	—
	Pulpe pulvérisée................	25	—
	Mélasse..........................	3	—
	Tourteau de colza...............	3	500
	Farine de fèves..................	2	—
	Maïs égrugé......................	3	—
2°	Foin de trèfle...................	10	—
	Pommes de terre.................	30	—
	Résidu de bière..................	15	—
	Germe de Malt....................	2	—
	Tourteau de colza...............	0	750
	Seigle égrugé....................	2	—
3°	Foin de pré......................	12	—
	Betteraves.......................	58	—
	Tourteau de colza...............	3	—
	Graine de lin....................	1	—
	Vesces et orge égrugés..........	5	—

INFLAMMATION DES MAMELLES

La *mammite* ou inflammation des mamelles, qui s'observe principalement chez les vaches, se montre surtout après la mise bas ou pendant l'allaitement.

Appliquez sur les mamelles des cataplasmes de farine de lin ou faites trois fois par jour des onctions avec du saindoux ou mieux avec de la pommade de peuplier. Opérez la traite fréquemment dans la journée, toutes les deux ou trois heures, et mettez l'animal à la diète et aux barbotages.

FICS — VERRUES

Les *fics* et les *verrues* ou *poireaux* sont des excroissances charnues, saignantes ou recouvertes par la peau, plus ou moins dures, de grosseur variable, que l'on observe sur les points où la peau est fine : lèvres, paupières, mamelles, etc.

Les tumeurs de petit volume se traitent par l'excision simple avec des ciseaux. Quant aux végétations plus fortes, on les serre à la base au moyen d'un fil de soie ou de plomb dont on augmente chaque jour la pression, ou bien on racle la surface de la tumeur et l'on cautérise avec un mélange de vitriol pulvérisé et de vinaigre.

DESTRUCTION DES PUCERONS

Contre les pucerons, si communs dans les jardins à certaines époques de l'année, on emploiera avec avantage la formule suivante : savon noir, 1 kil. ; carbonate de soude, 500 gr. ; pétrole, un demi-litre ; eau, 50 litres.

Après avoir dissous à chaud le carbonate de soude et le savon dans 10 litres d'eau, on ajoute le pétrole et le restant de l'eau. On fait des aspersions avec ce mélange.

EMPLOI du SEL dans les FOURRAGES

Le sel mélangé au foin rentré imparfaitement sec n'arrête pas seulement la fermentation, il donne encore du goût et de la saveur au fourrage, ce qui est surtout à considérer lorsque celui-ci est composé d'herbes molles et acides.

Voici le mode d'emploi que l'on doit suivre. On étend d'abord une première couche de foin sur laquelle on répand une quantité de sel, variant de 4 à 10 kil. par 1.000 kil. de foin. Et, ainsi de suite, on met, sur une couche de foin, une couche de sel. Lorsqu'on rentre le foin tout bottelé, il faut disposer les bottes les unes à côté des autres, et, sur cette couche, mettre du sel dans la proportion indiquée ci-dessus.

QUELQUES RECETTES & FORMULES

Barbotage

Le barbotage est destiné à rafraîchir l'animal : il se compose, ordinairement, d'une partie de farine d'orge et de deux parties de son délayés dans l'eau.

Tisanes

1° Orge, 60 gr. ; eau, 1 litre. Faites bouillir et passez.

2° Riz, 60 gr. ; eau, 2 litres. Faites bouillir et passez.

3° Son, 1/2 litre ; eau, 4 litres. Enveloppez le son dans un linge et faites bouillir avec l'eau pendant un quart d'heure.

4° Graine de lin, 30 gr. ; eau, 4 litres. Faites bouillir, retirez du feu et passez à travers un linge fin, en exprimant avec soin pour enlever le mucilage.

Cataplasme

Faites bouillir une jointée de graines de lin dans 1 à 2 litres d'eau, puis ajoutez du son et mélangez : vous aurez le meilleur des cataplasmes.

∴

Eau de son

Mettez du son dans un sac ou un torchon : versez dessus de l'eau bouillante, pressez et vous aurez de l'eau de son qui est très émolliente et qu'on emploie en bains, lotions, lavements.

∴

Lavements

1° Son de froment, 1/2 litre ; eau, 4 litres. Faites bouillir et passez :

2° Feuilles de mauves, 2 poignées : eau, 4 litres. Faites bouillir et passez :

3° Graine de lin, 100 gr. : eau, 5 litres. Faites bouillir et passez :

4° Amidon, 20 gr. : eau, 2 litres. Faites dissoudre l'amidon dans l'eau tiède.

∴

Sulfate de soude

Purgatif laxatif d'un usage fréquent, principalement chez le cheval. Il s'emploie en breuvages ou dans les boissons, aux doses suivantes :

Grands animaux...........	500 à 800 gr.
Moyens animaux...........	100 à 150 gr.
Petits animaux............	30 à 80 gr.

∴

Pâtées

A l'aide de farines, de pain émietté et d'eau, on fait des bouillies épaisses ou pâtées dans lesquelles on peut incorporer différentes substances.

Poussins. — Les pâtées se composent de mie de pain trempée dans du vin ou hachées avec des œufs durs et des légumes.

Dindonneaux. — Pâtées de pain trempé dans du vin ou haché avec des œufs durs. Au bout de quelques jours, on y ajoute de la salade, des orties tendres, des oignons crus, le tout haché et bien mélangé.

∴

Lait de chaux

Chaux éteinte, 100 gr. ; eau, 1 litre.

Le lait de chaux est un bon désinfectant des écuries, étables, bergeries, poulaillers, etc.

∴

Onguent simple ou cérat

Huile d'olive..................	10 parties.
Cire jaune....................	4 parties.

Faites fondre sur un feu doux, agitez jusqu'à ce que ce soit refroidi.

S'emploie pour les crevasses qui surviennent aux mamelles des vaches laitières. On fait deux onctions par jour, après avoir trait la vache.

DES FAITS VALENT MIEUX QUE DES MOTS

Je cite seulement les extraits suivants, pris parmi les lettres et attestations que j'ai reçues, et dont je puis toujours fournir les preuves au besoin.

Saint-Bonnet, le 20 novembre 1897.

Monsieur le docteur Martin,

Nous, habitants de la commune de Saint-Bonnet, département de la Charente-Inférieure, vous prions de vouloir bien répandre le plus qu'il vous sera possible, pour le bien public et la guérison des animaux atteints d'indigestions et coliques, votre précieux liquide météorifuge-extra.

Nous nous sommes bien trouvés dans des moments pressants d'employer ce médicament et après en avoir essayé d'autres. Le succès est resté à votre composition.

Nous vous adressons, monsieur le docteur, nos plus sincères sentiments de reconnaissance et félicitations unanimes.

RAFFIN, conseiller municipal ; Honoré SAUX ; BRESSON ; François SAUX ; Jacques COULON ; Joseph COULON.

Vu pour la légalisation des signatures ci-dessus apposées.

Mairie de Saint-Bonnet, le 20 novembre 1897.

Le Maire, Signé : ÉVEILLÉ.

*
* *

Monsieur le docteur Martin,

Je croirais manquer à mon devoir si je ne vous signalais pas les services que m'a rendus votre météorifuge-extra. Je certifie avoir employé ce météorifuge sur plusieurs animaux gonflés, dont l'un près de périr. J'ai été très heureux d'avoir en ma possession ce liquide, que j'ai administré moi-même à mes bestiaux qui ont été bientôt sauvés.

C'est avec plaisir que je vous adresse cette présente lettre et vous invite à en faire la publication, si bon vous semble.

Les Magnils-Régniers (Vendée), le 23 décembre 1897.

André RAVON.

Vu pour la légalisation de la signature de M. André Ravon, apposée ci-dessus.

Le Maire, Signé : GIRARD.

*
* *

Je m'empresse, Monsieur le docteur Martin, de vous féliciter de votre élixir météorifuge extra. Une vache, atteinte de gonflement et que je croyais perdue, a été totalement guérie en 20 minutes.

Tous mes remerciements pour votre précieux liquide et les nombreux services qu'il rend aux cultivateurs.

Fait à St-Vincent-de-Reins (Rhône), le 22 octobre 1897.

Jean TERRIER.

Vu pour la légalisation de la signature du sieur Jean Terrier, apposée ci-dessus.

Le Maire, Signé : ROLLIN.

∴

Je soussigné certifie avoir fait usage du météorifuge-extra du docteur Martin pour deux juments, la mienne et celle d'un voyageur de commerce, atteintes toutes les deux de fortes coliques. Ces deux bêtes ont été guéries presque aussitôt après l'absorption du liquide.

St-Pierre-de-Maillé (Vienne), le 20 novembre 1897.

A. MAIGRET, marchand-épicier.

Vu pour légalisation.

L'Adjoint, Signé : RAISON.

∴

Je déclare, Louis Darasse, propriétaire à Verlhac-Tescou (Tarn-et-Garonne), avoir employé le météorifuge-extra du docteur Martin, de La Foye-Monjault (Deux-Sèvres), pour une vache prise de météorisation, laquelle a été guérie instantanément.

En foi de quoi, je délivre le présent certificat.

Fait à Verlhac-Tescou, le 17 novembre 1897.

Louis DARASSE.

Vu pour la légalisation de la signature du sieur Darasse.

Le Maire, Signé : TALABOT.

∴

Je soussigné Pagnès, fermier de M. de Chamayou, à Tauriac (Tarn), certifie avoir employé le météorifuge-extra du docteur Martin, de La Foye-Monjault (Deux-

Sèvres), pour un bœuf gonflé et atteint de fortes coliques. Un quart d'heure après, il était complètement guéri.

Fait à Tauriac, le 1er novembre 1897.

Pierre PAGÈS.

Vu pour la légalisation de la signature du sieur Pagès.

Le Maire, Signé : BEAUTE.

*
* *

Je soussigné Vincent Vernet, entrepreneur à Saint-Thomé, canton de Viviers, département de l'Ardèche, certifie avoir employé plusieurs fois l'élixir météorifuge-extra du docteur Martin pour divers bestiaux, dont j'ai obtenu en peu de temps la guérison complète.

Saint-Thomé, le 25 novembre 1897.

Vincent VERNET.

Vu pour la légalisation.

Le Maire, Signé : RIEU.

*
* *

Je certifie avoir employé le météorifuge-extra du docteur Martin avec succès pour une vache atteinte de météorisation et un veau ayant des vers. Au bout de quatre jours, ce dernier était complètement guéri.

Fait à Noëllet (Maine-et-Loire), le 26 décembre 1897.

François DION.

Vu pour la légalisation de la signature de François Dion apposée ci-dessus.

Mairie de Noëllet, le 26 décembre 1897.

Le Maire, Signé : E. de BODARD.

*
* *

Je soussigné Ferdinand Châtain, fermier à La Foye-Monjault (Deux-Sèvres), certifie avoir employé, le 20 octobre dernier, le météorifuge-extra du docteur Martin pour mes moutons très enflés par suite d'une indigestion de fourrages verts. En arrivant des champs, l'un de ces animaux meurt sans pouvoir lui porter secours ; mais, grâce à ce produit, tout le troupeau, composé de 14 têtes, se trouve complètement hors de danger quelques minutes après le traitement.

La Foye-Monjault, le 1er janvier 1898.

Ferdinand CHATAIN.

Vu pour la légalisation de la signature de Ferdinand Châtain apposée ci-dessus.

Mairie de La Foye-Monjault, le 2 janvier 1898.

Le Maire, Signé : GARNAUD.

*
* *

Je soussigné Ferdinand Guerry, fermier, maire de la commune d'Azay, canton de Sancergues, département du Cher, certifie avoir employé le météorifuge-extra du docteur Martin sur des bestiaux frappés de météorisation et avoir obtenu un résultat étonnant par la rapidité du soulagement.

En foi de quoi, j'ai délivré le présent certificat.

Azay, le 9 janvier 1898.

Le Maire, Signé : F. GUERRY.

*
* *

Je soussigné Pierre Gautier, cultivateur à Touvois (Loire-Inférieure), certifie avoir employé le liquide météorifuge-extra du docteur Martin pour une vache gonflée à pleine peau et qu'au bout d'un quart d'heure elle était complètement guérie.

Fait à Touvois, le 14 janvier 1898.

Signé : Pierre GAUTIER.

*
* *

Nous soussigné maire de la commune de Tauriac (Tarn), certifions avoir employé le météorifuge-extra du docteur Martin, pour un bœuf malade depuis plusieurs jours et qui a été guéri en quelques heures.

En foi de quoi, nous délivrons le présent certificat.

Tauriac, le 10 novembre 1897.

Le Maire, Signé : BEAUTE.

⁂

Nous soussigné Crochet, maire de la commune de Sallertaine (Vendée), certifions avoir eu une vache très gonflée et en grand danger de périr, que nous avons guérie radicalement avec le liquide météorifuge-extra de M. le docteur Martin, de La Foye-Monjault (Deux-Sèvres).

En foi de quoi, nous avons délivré le présent certificat.

En mairie de Sallertaine, le 13 décembre 1897.

Le Maire, Signé : CROCHET.

⁂

Je soussigné Jean Isalgnier, épicier à Tauriac (Tarn), certifie avoir employé le météorifuge-extra du docteur Martin, de La Foye-Monjault (Deux-Sèvres), pour ma jument atteinte de fortes coliques. La guérison a été immédiate.

En foi de quoi, je délivre le présent certificat.

Jean ISALGNIER.

Vu pour la légalisation du sieur Isalgnier, le 10 novembre 1897.

Le Maire, Signé : BEAUTE.

⁂

Je soussigné François Montet, à La Borrie-Longue, commune de Bruniquel (Tarn-et-Garonne), certifie avoir employé le météorifuge-extra du docteur Martin, pour un cheval pris de coliques, lequel a été guéri aussitôt après l'absorption du météorifuge.

Fait à La Borrie-Longue, le 17 novembre 1897.

F. MONTET.

Vu pour la légalisation de la signature ci-dessus.

En l'absence du Maire et de l'Adjoint :

Le conseiller municipal, Signé : BIZAYQUE.

*
* *

Je soussigné Constant Migaud, demeurant à Mougon (Deux-Sèvres), certifie avoir employé le météorifuge-extra du docteur Martin, pour une vache qui était enflée. Ce liquide a très bien réussi et l'animal était guéri au bout de 20 minutes.

Mougon, le 27 décembre 1897.

Signé : Constant MIGAUD.

*
* *

Je soussigné Trambouze, demeurant à Saint-Bonnet-le-Troncy (Rhône), certifie avoir employé l'élixir météorifuge-extra de M. le docteur Martin, pour une vache atteinte de fortes coliques : elle a guéri dans un quart d'heure.

Fait à Saint-Bonnet, le 22 octobre 1897.

TRAMBOUZE.

Vu pour la légalisation de la signature de M. Trambouze, ci-dessus apposée.

Le Maire, Signé : LACHAISE.

*
* *

Je soussigné Baptiste Genty, propriétaire, demeurant à Taillant, canton de St-Savinien (Charente-Inférieure), certifie avoir fait usage du météorifuge-extra du docteur Martin, sur deux moutons qui se trouvaient enflés ;

aussitôt après leur avoir fait prendre une dose du météorifuge, mes moutons se sont trouvés guéris.

En foi de quoi, je délivre le présent certificat.

Baptiste GENTY.

Vu pour la légalisation de la signature ci-dessus.

Le Maire, Signé : BRAUD.

⁂

Je soussigné Joseph Bertrand, propriétaire à Montdinel, commune de Salvagnac (Tarn), certifie avoir employé le météorifuge-extra du docteur Martin, pour une vache gonflée. Un moment après le traitement indiqué, elle était complètement guérie.

A Salvagnac, le 5 novembre 1898.

J. BERTRAND.

Vu pour la légalisation de la signature du sieur Bertrand.

Le Maire, Signé : CARLAT.

⁂

Je soussigné Pierre Rabiller, cultivateur à St-Christophe-du-Ligneron (Vendée), reconnais avoir employé le liquide météorifuge-extra du docteur Martin, de La Foye-Monjault (Deux-Sèvres), pour un bœuf très météorisé. Aussitôt l'absorption de la dose, mon bœuf s'est trouvé guéri.

En foi de quoi, je délivre le présent certificat, afin que M. Martin puisse l'utiliser.

Fait à Saint-Christophe-du-Ligneron, le 19 novembre 1897.

Pierre RABILLER.

Vu pour la légalisation de la signature du sieur Pierre Rabiller, apposée ci-dessus.

Le Maire : Signature illisible.

⁂

Je soussigné Etienne Savoyard, demeurant à Verlhac-Tescou (Tarn-et-Garonne), certifie avoir employé le météorifuge-extra du docteur Martin pour un chien que j'étais prêt à abattre, ne voulant plus manger, pris de la maladie des jeunes chiens. Je lui ai administré le météorifuge comme l'indique la brochure et en trois jours mon chien a été complètement guéri.

En foi de quoi, je délivre le présent certificat.

Fait à Verlhac-Tescou, le 17 novembre 1897.

E. SAVOYARD.

Vu pour la légalisation de la signature du sieur Savoyard.

Le Maire, Signé : TALABOT.

∴

Je soussigné Régis Ribeyre, propriétaire à St-Thomé (Ardèche), certifie avoir fait usage du liquide météorifuge-extra du docteur Martin pour des bœufs atteints de coliques et qu'au bout d'un quart d'heure ils étaient complètement guéris.

Saint-Thomé, le 25 novembre 1897.

Régis RIBEYRE.

Vu pour la légalisation.

Le Maire, Signé : RIEU.

∴

Je soussigné Maynant, à St-Vincent-de-Reins (Rhône), certifie avoir fait usage de l'élixir météorifuge-extra du docteur Martin et avoir guéri dans une demi-heure un veau atteint de très fortes coliques. J'ai encore administré ce liquide avec succès à un taureau gonflé, ainsi qu'à un bœuf appartenant à un voisin.

Fait à St-Vincent-de-Reins, le 22 octobre 1897.

MAYNANT.

Vu par nous, maire de St-Vincent-de-Reins, pour la légalisation de la signature du sieur Maynant, apposée ci-dessus.

Le Maire, Signé : Rollin.

⁂

Je soussigné Désiré Migeon, propriétaire à Pesselières, commune de Jalognes, canton de Sancerre, département du Cher, certifie avoir employé le météorifuge-extra du docteur Martin pour des animaux atteints de météorisation causée par les trèfles et luzernes, et en avoir obtenu un résultat merveilleux. Ces animaux appartenaient aux espèces bovine et ovine.

Fait à Pesselières, le 11 janvier 1898.

Désiré Migeon.

Vu pour la légalisation de la signature ci-dessus apposée.

Le Maire, Signé : Collard.

⁂

J'atteste avoir employé le liquide météorifuge-extra du docteur Martin pour une vache atteinte de météorisation et que je croyais perdue. Dix minutes après, ma vache était guérie.

Leigné-les-Bois, le 6 décembre 1897.

Pierre Bardinelle.

Vu pour la légalisation de la signature de M. Pierre Bardinelle, apposée ci-dessus.

Le Maire, Signé : A. Saulnier.

⁂

Je soussigné Alexandre Dadot, propriétaire à Palut, commune de Landes, par Saint-Jean-d'Angély (Charente-Inférieure), certifie avoir fait usage du météorifuge-extra du docteur Martin pour un bœuf malade. La première

dose a produit son effet séance tenante et l'animal a recommencé à prendre sa nourriture comme à l'ordinaire.
En foi de quoi, je délivre le présent certificat pour servir à qui de droit.
Palut, le 17 décembre 1897. Alexandre DADOT.

Vu pour la légalisation de la signature de M. Dadot, apposée ci-contre.

Mairie de Landes, le 28 décembre 1897.

Le Maire, Signé : LANDIER.

*
* *

Je certifie avoir employé le liquide météorifuge-extra du docteur Martin, de La Foye-Monjault (Deux-Sèvres), pour une vache météorisée et un cheval atteint de coliques, et les avoir guéris radicalement.
En foi de quoi, je délivre le présent certificat.
Saint-Pierre-de-Maillé (Vienne), le 28 novembre 1897.

RÉGNIER.

Vu pour la légalisation de la signature ci-dessus.

Pour le Maire, *l'Adjoint* : RAISON.

*
* *

Je soussigné C. Boyer, à Saint-Jean, commune de Laselottes (Tarn), déclare avoir employé le météorifuge-extra du docteur Martin pour une vache prise de météorisation et dont la guérison a été immédiate.
Saint-Jean, le 1er novembre 1897.

C. BOYER.

Vu pour la légalisation de la signature de Boyer, habitant de notre commune.

Laselottes, le 1er novembre 1897.

Le Maire, Signé : ALBENGE.

*
* *

Monsieur le docteur Martin,

Je certifie avoir employé votre liquide météorifuge-extra pour une vache enflée et, au bout de quelques minutes, cette vache était hors de danger. Je reconnais l'efficacité de ce liquide.

Veuillez le publier si cela vous est agréable.

Frédéric Beaubeau,
Cultivateur à Exoudun (Deux-Sèvres).

*
* *

Je soussigné Petrus Burnichon, à Amplepuis (Rhône), vous certifie, monsieur le docteur Martin, avoir fait usage de votre liquide météorifuge-extra pour trois animaux qui étaient gonflés sans espoir. Je leur ai administré votre produit et, une heure après, tous les trois étaient parfaitement guéris.

Veuillez agréer toutes mes sincères félicitations.

Amplepuis, le 8 décembre 1897.

Burnichon.

Vu par nous, maire de la ville d'Amplepuis (Rhône), pour la légalisation de la signature de M. Burnichon, apposée ci-dessus.

Amplepuis, le 14 décembre 1897.

Le Maire, Signé : J. Vily.

*
* *

Monsieur le docteur Martin,

Le météorifuge que vous m'avez adressé ayant donné satisfaction, je vous prie de vouloir bien m'en expédier de nouveaux flacons.

Recevez, monsieur, mes très sincères salutations.

Pressiat (Ain), le 11 novembre 1897.

Le correspondant du groupe agricole de Pressiat (Ain).

*
* *

Je m'empresse de vous faire connaître, monsieur le docteur Martin, les bons résultats que j'ai obtenus avec votre météorifuge-extra. Je l'ai administré à différents animaux et tous ont été guéris presque aussitôt.

Je vous remercie et vous autorise, monsieur le docteur, à publier ma lettre.

Lairoux (Vendée), le 23 décembre 1897.

Jean CORNU.

Pour la légalisation de la signature du sieur Jean Cornu, apposée ci-dessus.

En mairie, à Lairoux, le 26 décembre 1897.

Le Maire, Signé : Ch. GUÉRINEAU.

*
* *

Monsieur le docteur Martin,

Les personnes qui ont employé les premiers flacons de votre météorifuge-extra, ont été satisfaites du résultat de votre produit. Veuillez avoir la bonté de me faire parvenir le plus tôt possible un colis de...

Recevez, monsieur, avec mes salutations empressées, mes sincères remerciements.

1er octobre 1897.

R. L...,

Propriétaire à Senneçay (Cher),
Membre du Syndicat des agriculteurs du Cher.

*
* *

Je soussigné Dubois, fermier à Chézelle, commune de Feux (Cher), certifie avoir obtenu de très bons résultats du météorifuge-extra sur des bœufs et des brebis atteints de météorisation.

Chézelle, le 10 juillet 1898. DUBOIS.

Vu pour la légalisation de la signature.

Pour le Maire absent, *l'Adjoint* : DURET.

*
* *

Je soussigné Baptiste Millérioux, propriétaire à Bénel, commune de Jalognes (Cher), certifie avoir employé le météorifuge-extra du docteur Martin sur huit animaux de l'espèce ovine frappés de météorisation et en avoir obtenu un résultat aussi prompt que satisfaisant.

Bénel, le 16 juillet 1898. B. MILLÉRIOUX.

Vu pour la légalisation de la signature.

Le Maire, Signé : COLLARD.

*
* *

Je soussigné Auguste Coursier, propriétaire aux Bréchières commune de Jalognes (Cher), déclare avoir fait usage du météorifuge-extra sur des chevaux et des moutons atteints de coliques et de météorisation et en avoir obtenu un résultat immédiat et très satisfaisant.

En foi de quoi, j'ai délivré le présent certificat à M. Eugène Migron, de Pesselières, représentant de la maison.

Les Bréchières, le 14 juillet 1898.

A. COURSIER.

Vu pour la légalisation de la signature.

Le Maire, Signé : COLLARD.

*
* *

Je soussigné Durousseau, propriétaire au Vieux-Boisseuil, commune de Boisseuil (Haute-Vienne), certifie avoir employé le météorifuge-extra du docteur Martin pour une génisse très gonflée. Ce liquide a fait merveille et l'animal était guéri après quelques minutes.

Le Vieux-Boisseul, le 22 novembre 1898.

DUROUSSEAU.

Vu pour la légalisation de la signature.

Pour le Maire, *le Conseiller* : LAMOURE.

*
* *

Je certifie avoir employé le liquide météorifuge-extra du docteur Martin pour une vache atteinte de coliques et l'avoir guérie radicalement.

Sarcey (Rhône), le 28 avril 1899.

Louis Desgoutte.

Vu pour la légalisation de la signature.

Le Maire : Alméry.

∴

Je soussigné Berthollier (Jean), fermier à Serçay (Rhône), déclare avoir employé la poudre progerminative du docteur Martin pour la saillie des vaches et avoir obtenu plein succès après l'administration d'une seule boîte pour deux vaches.

Sarcey, le 29 avril 1899. J. Berthollier.

Vu pour la légalisation de la signature.

Le Maire : Alméry.

∴

Je soussigné Lavédrine (Joseph), secrétaire du syndicat des agriculteurs de La Celle (Allier), certifie avoir employé le météorifuge-extra du docteur Martin pour une vache météorisée par le trèfle. J'ai obtenu deux résultats merveilleux.

La Celle (Allier), le 15 septembre 1898.

Joseph Lavédrine,
Secrétaire du Syndicat agricole.

∴

Domsure (Ain), 25 mars 1899.

Tous mes voisins ayant été satisfaits des produits que vous m'avez adressés, je viens vous faire une nouvelle commande de flacons, que je vous prie de vouloir bien m'expédier le plus tôt possible...

Le Maire de Domsure : Jaillet.

*
* *

Je suis très content de votre liquide météorifuge-extra, qui m'a bien réussi. J'en ai administré à un veau excessivement gonflé par le jeune trèfle ; vingt minutes après, il était complètement guéri et revenu à son état normal. Je vous autorise à faire de ma lettre ce qu'il vous plaira.

Marolles-les-Braults (Sarthe), le 16 septembre 1896.

François Lécureuil,
Secrétaire du Syndicat agricole.

*
* *

J'ai obtenu satisfaction de votre liquide météorifuge à différentes reprises. Il m'a donné d'excellents résultats dans deux cas de coliques chez des chevaux et de météorisation chez des vaches.

Le Président du Comice et du Syndicat d'Uzel (Côtes-du-Nord).

*
* *

Au printemps dernier, j'ai administré votre météorifuge à deux brebis énormément ballonnées. J'ai donné à chacune d'elles la dose indiquée et, en moins de dix minutes, tout danger avait complètement disparu.

Champniers (Charente), le 28 septembre 1898.

A. Maigret,
Secrétaire-trésorier du Syndicat agricole.

*
* *

Les membres de notre groupe agricole ont constaté, en différentes occasions, l'efficacité de votre météorifuge et ont toujours obtenu satisfaction. Veuillez avoir l'obligeance de me faire parvenir, le plus tôt possible, un nouveau colis.

Villemotier (Ain), le 16 décembre 1898.

E. Pertuiset,
Correspondant du groupe agricole.

∴

Votre météorifuge a été employé par plusieurs de nos sociétaires, et toujours il a parfaitement réussi.

Ruages (Nièvre), le 12 septembre 1898.

A. Pichot,
Secrétaire du Syndicat agricole.

∴

J'ai fait usage de votre météorifuge-extra à plusieurs reprises et j'ai obtenu un bon résultat.

La Ferrière aux Étangs (Orne), le 3 septembre 1898.

V. Ballon,
Président du Cercle agricole.

∴

J'ai été satisfait de votre produit, qui m'a très bien réussi. Je vous prie de vouloir bien m'expédier d'autres flacons pour plusieurs membres de notre Comice.

Ploubalay (Côtes-du-Nord), le 28 septembre 1898.

F. Gallais, propriétaire,
Secrétaire du Comice agricole.

∴

Ville de Virton, le 11 juin 1898.

Je soussigné Bodson-Rouy, déclare et certifie avoir fait avec plein succès usage du météorifuge-extra, que M. Mathieu, de Virton, m'a vendu. J'en ai fait prendre une dose à une vache excessivement gonflée et le ballonnement a disparu aussitôt.

Par le présent certificat, je conseille à tout propriétaire de bestiaux de se munir du météorifuge du docteur Martin en toute confiance, car ce produit est très bon et agit rapidement. BODSON-ROUY.

Vu pour la légalisation de la signature.

Pour le Bourgmestre :

L'Echevin, Signé : Ad. GLOUDEN.

∴

Je soussigné Hubert (Léon), garde-champêtre à Blanche-Oreille, commune de Jéhonville, déclare avoir fait usage du météorifuge-extra que Mme Mathieu, de Virton, m'a procuré. J'en ai fait prendre à deux génisses météorisées et, aussitôt après l'absorption, mes génisses se sont trouvées guéries.

En foi de quoi, je signe la présente déclaration.

Jéhonville, le 1er juin 1898. Léon HUBERT.

Vu pour la légalisation de la signature.

Le Bourgmestre, Signé : PICOT.

∴

Je soussigné Boiteux (Jacques), atteste avoir administré le météorifuge-extra à plusieurs vaches gonflées par les trèfles. Immédiatement après l'absorption de la dose, mes vaches ont été radicalement guéries. Je considère ce liquide comme infaillible.

Meix-le-Tige, le 5 novembre 1898.

Jacques BOITEUX.

Vu pour la légalisation de la signature.

Le Bourgmestre, Signé : JACQUEMIN.

∴

Je soussigné Bodlet (Laurent), à Rulles, certifie que le météorifuge du docteur Martin est un produit d'une grande efficacité. J'en ai fait usage sur trois vaches gonflées : le balonnement a disparu aussitôt et mes vaches ont été guéries en quelques minutes.

En foi de quoi, je délivre le présent certificat.

Fait à Rulles, le 8 septembre 1898.

Laurent BODLET.

Vu pour la légalisation de la signature.

Pour le Bourgmestre :

Le Conseiller, Signé : MARRON.

*
* *

Je soussigné Nicolay (Zéphirin), négociant en chaussures, déclare et certifie avoir obtenu satisfaction complète du météorifuge-extra pour une génisse énormément enflée. J'avais déjà essayé plusieurs autres remèdes sans aucun résultat. Sous l'action de ce météorifuge, le ballonnement a disparu presque instantanément.

Anloy, le 5 mai 1898. NICOLAY.

Vu pour la légalisation de la signature.

Le Bourgmestre, Signé : GILLET.

*
* *

Je soussigné Joseph Busnet, certifie avoir guéri un cheval atteint d'une forte colique par l'emploi du liquide météorifuge de M. le docteur Martin.

Joseph BUSNET.

Vu pour la légalisation de la signature.

Pour le Bourgmestre :

Le Conseiller, Signé : MARRON.

*
* *

Je soussigné Liégeois (Etienne), me suis servi du météorifuge-extra pour un cheval atteint de coliques. Aussitôt après en avoir absorbé une dose, il a été complètement guéri. Semblable résultat a été obtenu sur un cheval appartenant à mon frère.

J'engage vivement les cultivateurs à faire usage de ce produit.

Fait à Ethe, le 10 octobre 1898. E. Liégeois.

Vu pour la légalisation de la signature.

L'Echevin, Signé : Allard.

*
* *

Je soussigné J.-B. Bastogne, cultivateur à Pin, certifie avoir administré le météorifuge du docteur Martin à un veau atteint de la diarrhée. J'en ai fait prendre matin et soir, l'animal a été guéri radicalement en 48 heures. Je conseille vivement aux personnes qui prendront connaissance du présent certificat d'avoir constamment en leur possession un flacon de ce précieux produit.

Fait à Pin, le 31 octobre 1898. J.-B. Bastogne.

Vu pour la légalisation de la signature.

Le Bourgmestre, Signé : J.-J. Lambert.

*
* *

Je soussigné Eugène Gillet, à Suxy, certifie avoir fait usage du météorifuge du docteur Martin, pour des vaches gonflées, bœufs, veaux et chevaux atteints de coliques qui ont été guéris quelques minutes après le traitement. Les mêmes bons effets se sont produits chez M. Joseph Naviaux, sur un cheval qui avait de fortes coliques. MM. Lucien Gillet et Bricusse en font aussi de grands éloges.

Fait à Suxy, le 20 mai 1900. E. Gillet.

Vu.

Le f. f. bourgmestre de Suxy : A. Bertand.

*
* *

Je soussigné Jean-Baptiste Colas, bourgmestre de Halanzy, certifie que depuis plusieurs années je fais usage du météorifuge du docteur Martin que M. Mathieu, de Virton, me fournit ; des chevaux atteints de coliques et des bêtes à cornes gonflées, j'en ai toujours obtenu la guérison en très peu de temps, grâce à ce précieux produit. Plusieurs habitants de Halanzy en ont fait usage avec succès ; M. Watrin de Battincourt a guéri un poulain rongé par les vers ainsi que des vaches gonflées. Le produit est très bon.

Fait à Halanzy, le 23 mars 1900.

Le Bourgmestre : J.-B. Colas.

∴

Je soussigné Augustin Catiaux, marchand de bestiaux à Bièvre, déclare et certifie avoir employé le météorifuge du docteur Martin pour plusieurs vaches gonflées et de les avoir guéries chaque fois comme par enchantement et j'engage vivement tout possesseur de bestiaux d'acheter ce produit en toute confiance.

Fait à Bièvre, le 27 mai 1900. A. Catiaux.

Vu pour la légalisation.

Le Bourgmestre : Dury.

∴

Je soussigné Hubert Annet, à Sâle, commune de Flamierge, certifie que depuis plusieurs années j'accompagne Mme Mathieu, de Virton, pour la vente du météorifuge et que tous les habitants de la commune qui comme moi en ont fait usage en sont très satisfaits. J'en ai fait usage pour des chevaux atteints de fortes coliques et des vaches gonflées et j'ai toujours réussi chaque fois ainsi que chez Joseph Gautier, fermier à Tronle ; Collard, à Filagone ; Victor Poncin, à Civry, en sont très satisfaits pour leur bétail. Je conseille à tout propriétaire de bestiaux d'en acheter en toute confiance et d'en faire usage sans crainte.

Fait à Flamierge, le 12 juin 1900.

Hubert ANNET.

Vu.

Le Bourgmestre : GUILLAUME.

*
* *

Nous soussignés Hector Némery et Jules, cultivateurs à Plaineveaux, commune de Nolleveaux, déclarons avoir fait usage du météorifuge-extra du docteur Martin que Mme Mathieu, de Virton, m'a procuré. Nous en avons fait prendre à une vache atteinte d'un gonflement renfermé et au bout de quelques minutes notre vache a été parfaitement guérie. Les mêmes bons effets se sont produits chez Adolphe Lambin sur deux veaux ; un qui était gonflé et l'autre atteint de fortes coliques ont été guéris, aussitôt le traitement donné. En foi de quoi, je signe la présente déclaration.

Fait à Plaineveaux, le 30 mai 1900.

Hector NÉMERY.

Vu.

Le Bourgmestre : LAMBERT.

*
* *

Je soussigné Joseph Leroy, cultivateur à Neuvillers (Libramont), certifie avoir fait usage du météorifuge du docteur Martin pour deux vaches gonflées par les trèfles et chaque fois j'ai obtenu les meilleurs résultats. Les mêmes bons effets se sont produits chez Mme veuve Englebert, à Libramont, sur une vache gonflée aussi qui a été guérie immédiatement. Je conseille aux cultivateurs d'en acheter en toute confiance, je m'en suis très bien trouvé.

Fait à Neuvillers (Libramont) le 8 mai 1900.

Signé : J. LEROY,
Receveur communal.

Vu.

Le Bourgmestre : Ed. HALANSY.

*
* *

Je soussigné Léon Verlaine, à Bras, certifie que le météorifuge du docteur Martin a été employé chez moi pour un bœuf malade depuis plusieurs jours, il était bouché et a été guéri quelques heures après le traitement. En foi de quoi, je signe le présent certificat.

A Bras, le 7 mars 1900. Léon VERLAINE.

Vu pour la légalisation de la signature ci-dessus.

Le Bourgmestre : AMAURY.

∴

Je soussigné N.-J. Péreaux, cultivateur à Vesqueville, certifie avoir fait usage de météorifuge pour trois vaches gonflées et chaque fois j'ai eu les meilleurs résultats. M. J.-J Hainneaux, de Vesqueville a obtenu les mêmes bons résultats que moi.

Vesqueville, le 14 mars 1900.

Signé : N.-J. PÉREAUX.

Vu pour la légalisation, etc.

Le Bourgmestre : LEBLIQ.

∴

Je soussigné Jacques Florentin, meunier à Sart-Jéhonville, certifie avoir employé le météorifuge que Mme Mathieu, de Virton, m'a vendu pour deux chevaux atteints de violentes coliques et les avoir guéris en très peu de temps.

Fait à Sart-Jéhonville, le 22 janvier 1900.

Signé : Jacques FLORENTIN.

Vu pour la légalisation, etc.

Le Bourgmestre : PIROT.

TABLE DES MATIÈRES

Pages.

Préface.. 1

ALIMENTATION & HYGIÈNE DES ANIMAUX

Météorifuge-extra.. 3
Zoophile Battone.. 6
Rénovateur des bestiaux.. 7
Poudre antidiarrhéïque.. 8
Poudre progerminative.. 9
Poudre béchique.. 10
Baume réparateur.. 10
Poudre styptique.. 11
Onguent de pied.. 12
Solution anti-abortive.. 13
Trésor de la ferme.. 14
Poudre hémarine.. 15
Liqueur phéniquée.. 16
Savon hygiénique.. 17
Animaux de basse-cour.. 18
Nouvelle poudre ovifère.. 19
Tonique aviaire.. 21
Anti-épizootique de la basse-cour.. 22
Naphto-insecticide.. 24

ÉCONOMIE RURALE & DOMESTIQUE

Présure.. 25
Extrait de présure.. 26
Colorant pour beurre.. 27
Exterminateur.. 27
Insecticide simple.. 28
Poudre du diable.. 28
Benzine rectifiée.. 29

RENSEIGNEMENTS UTILES

Règles à observer dans les étables.. 29
Le poulailler.. 31

Choix d'une vache laitière 32
Lactation 33
Engraissement 34
Rations d'hiver pour vaches laitières 35
Rations pour bœufs et vaches à l'engrais 35
Rations pour moutons à l'engrais 36
Inflammation des mamelles 37
Fics et verrues 37
Destruction des pucerons 37
Emploi du sel dans les fourrages 38

QUELQUES RECETTES & FORMULES

Barbotage 38
Tisanes 38
Cataplasme 39
Eau de son 39
Lavements 39
Sulfate de soude 39
Pâtées 39
Lait de chaux 40
Onguent simple ou cérat 40

DES FAITS VALENT MIEUX QUE DES MOTS

Quelques lettres et attestations .... 4[illegible]

www.ingramcontent.com/pod-product-compliance
Ingram Content Group UK Ltd.
Pitfield, Milton Keynes, MK11 3LW, UK
UKHW021108270726
13993UKWH00006B/1294

9 782329 447704